BEI GRIN MACHT SICH IHR
WISSEN BEZAHLT

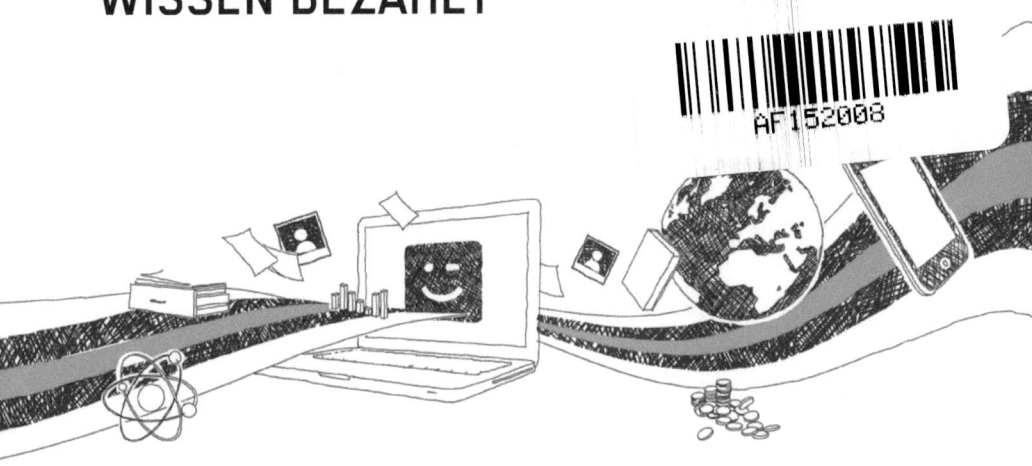

- Wir veröffentlichen Ihre Hausarbeit,
  Bachelor- und Masterarbeit

- Ihr eigenes eBook und Buch -
  weltweit in allen wichtigen Shops

- Verdienen Sie an jedem Verkauf

Jetzt bei www.GRIN.com hochladen
und kostenlos publizieren

Thomas Hahn

Funktion und Ästhetik - Metallkeramische Restauration

GRIN Verlag

Bibliografische Information der Deutschen Nationalbibliothek:

Die Deutsche Bibliothek verzeichnet diese Publikation in der Deutschen National-bibliografie; detaillierte bibliografische Daten sind im Internet über http://dnb.d-nb.de/ abrufbar.

Impressum:

Copyright © 2011 GRIN Verlag GmbH
Druck und Bindung: Books on Demand GmbH, Norderstedt Germany
ISBN: 978-3-656-18933-6

Dieses Buch bei GRIN:

http://www.grin.com/de/e-book/193096/funktion-und-aesthetik-metallkeramische-restauration

GRIN - Your knowledge has value

Der GRIN Verlag publiziert seit 1998 wissenschaftliche Arbeiten von Studenten, Hochschullehrern und anderen Akademikern als eBook und gedrucktes Buch. Die Verlagswebsite www.grin.com ist die ideale Plattform zur Veröffentlichung von Hausarbeiten, Abschlussarbeiten, wissenschaftlichen Aufsätzen, Dissertationen und Fachbüchern.

Besuchen Sie uns im Internet:

http://www.grin.com/

http://www.facebook.com/grincom

http://www.twitter.com/grin_com

Funktion und Ästhetik – Metallkeramische Restauration

Autor: Thomas Hahn, M. Sc., M. Sc.
Zahntechnikermeister

Inhaltsverzeichnis

Vorwort

Eine dentale Restauration ist von vielen Parametern abhängig. Natürlich zählt in jedem Fall eine profunde Zusammenarbeit zwischen Zahnarzt und Zahntechniker zu den wichtigsten Dingen, um ein vorhersehbares gutes Ergebnis zu erreichen. Bei der Ausführung stehen Dinge wie Passgenauigkeit und Randschluss, also mehr mechanische Parameter im Vordergrund. Bei der Qualität geht es u.a. sowohl um möglichst bioverträgliche unauffällige Komponenten als auch um die Beeinflussung optischer Eigenschaften der späteren Verblendung.

Einleitung

Die 66 jährige Patientin war bisher regelmäßig in zahnärztlicher Behandlung. Sie stellte sich nun erneut einem Zahnarzt vor, da sie mit dem ästhetischen Erscheinungsbild ihrer Zähne unzufrieden war. Die Voruntersuchung ergab, dass zahlreiche Oberkieferzähne devital waren und einzelne Zähne hatten eine Randspaltkaries. Da gelenksdiagnostisch und parodontal keine Auffälligkeiten vorlagen, konnte dem Wunsch der Patientin nach einer neuen Brücke entsprochen werden. Die Funktionsanalyse der Front ergab, dass die alten Kronen zu weit vestibulär standen. Aus diesem Grund musste die bisherige Präparation funktionell korrigiert werden, um eine ideale Frontzahnfreiheit zu gewähren. Marginal schloss die Präparation mit einer Hohlkehle ab. Das Zahnfleisch in dieser Region war sehr flach.

Die Situation im Mund

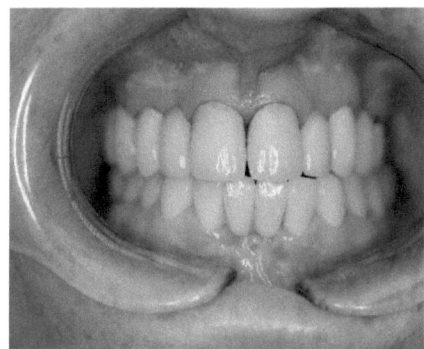

Die Patientin zu Beginn der Behandlung. Das Bild zeigt die alte keramische Brücke. Die Brücke ist circa 15 Jahre alt. An einzelnen Randpartien hat sich Sekundär-karies gebildet. Im inneren der Brücke ist diese abgeplatzt. Eine Erneuerung ist anzuraten.

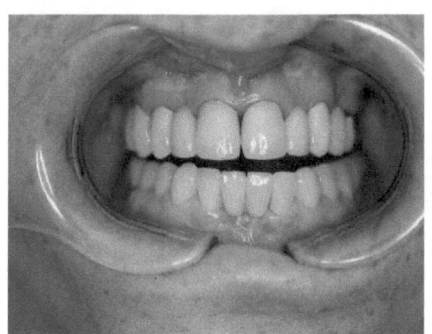

Der Oberkiefer der Patientin vor der Behandlung. Die Patientin ent-scheidet sich für eine neue metall-keramische Brücke.

Die Situationsmodelle

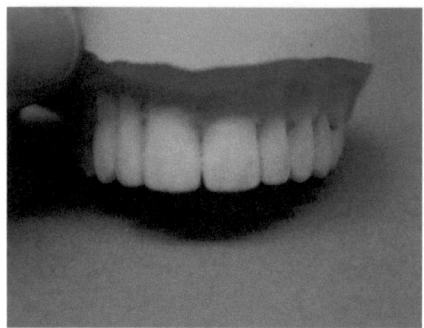

Anhand des Situationsmodelles kann der Zahntechniker die Zahnlänge, -größe und die –form erkennen. Auf Wunsch des Zahnarztes wird die alte Brücke weitesgehend nachempfunden.

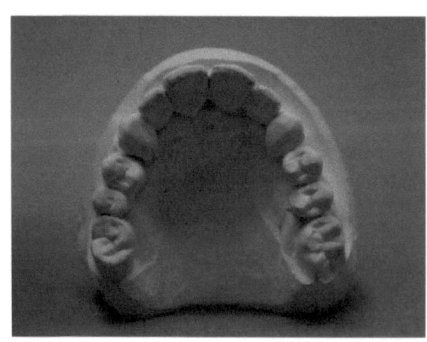

Die Aufnahme zeigt das Oberkiefer Situationsmodell aus okklusaler Sicht.

Die Provisorien

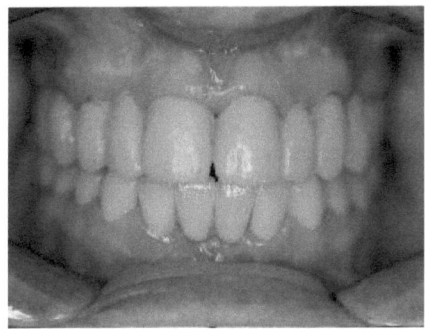

Das Bild zeigt die neuen vom Zahnarzt gefertigten Provisorien. Die alte Brücke wurde aufgetrennt und von den vorhandenen Pfeilerzähnen herunter gehebelt. Das Provisorium ist aus einem Kunststoff gefertigt.

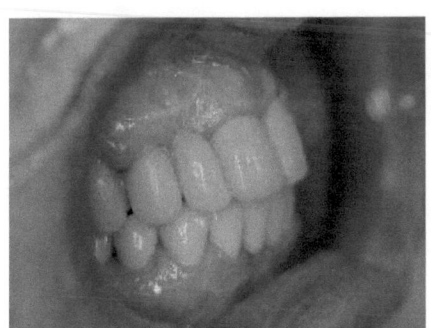

Detailaufnahme der Provisorien.

Die Doppelmischabformung

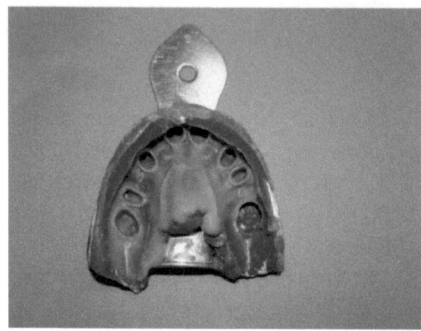

Der Zahnarzt hat sich für die Polyether-Ein-Phasen-Abformtechnik entschieden. Das Ergebnis ist zufriedenstellend. Die Präparationsgrenzen sind sauber und klar zu erkennen. Einzelne kleine Korrekturen und Abdruckblasen werden im Modell radiert.

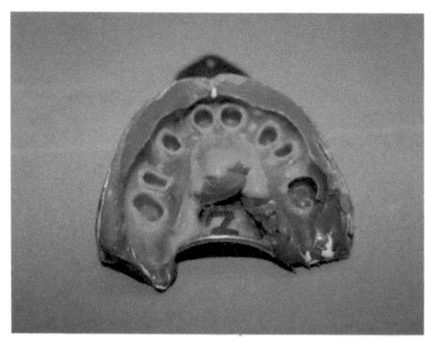

Die Abformung wurde von der Zahnärztin mit dem Material „Impregum Penta L Duosoft" und „Impregum Garant L Duosoft" der Firma „3M ESPE" genommen.

Der Checkbiss

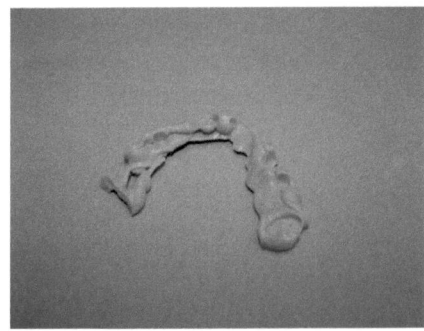

Der Zahnarzt liefert einen proviso-
rischen Checkbiss mit.

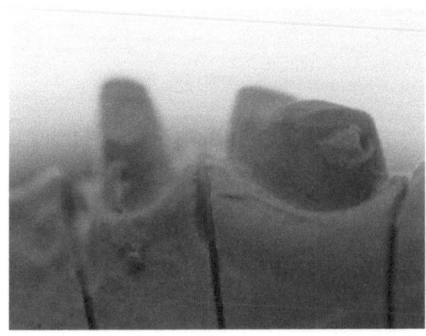

Das Bild zeigt kleine Luftblasen im
Abdruck, die ohne Probleme auf dem
Modell korrigiert werden können.

Das Metallgerüst

Die zirkulären Metallränder des fertigen Gerüstes weisen einen sehr guten Randschluss auf. Für die Einprobe muss das Gerüst gleichmäßig und sauber ausgearbeitet sein. Die okklusalen Abstützungen aus Kunststoff helfen bei der Kontrolle des Bisses.

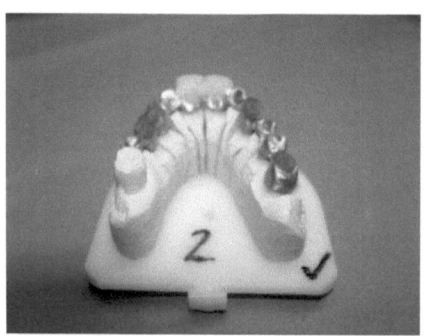 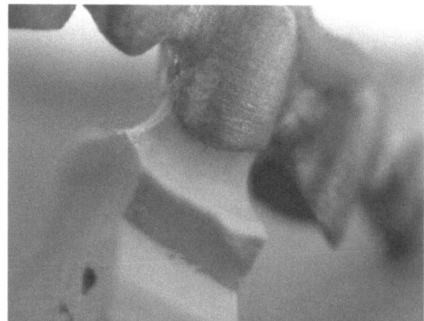

Argedent Yellow 2

Zusammensetzung		Technische Daten	
Au	84,0%	Typ:	IV(extra-hart)
Pt	9,9%	Gold-/Plantin Metalle:	97,3%
Pd	3,3%	Farbe:	Gelb
In	2,2%	Schmelzintervall:	1085-1150°C
Ir	0,1%	Gießtemperatur:	1300°C
Mn	0,5%	Vickershärte:	g/b=230w=180a=265
		Vergüten:	350°C, 15 min.

Bissnahme und Überprüfung

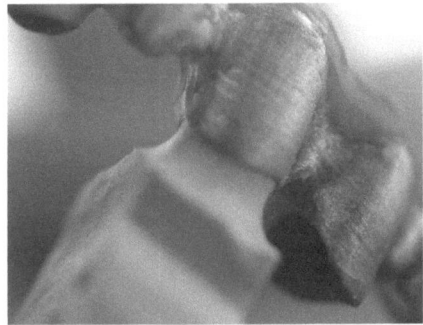

Das Bild zeigt eine Detailaufnahme des Bissstoffbisses.

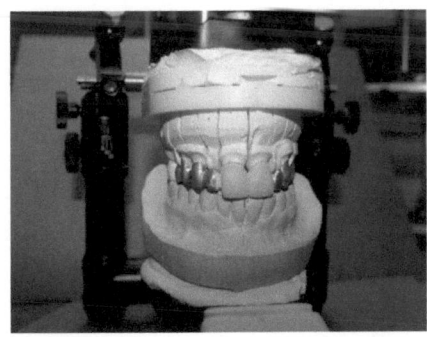

Die Einser werden zur Überprüfung der inzisalen Länge mit dem Kunststoff „Ceramage" der Firma „NWD" verblendet . Das erleichtert die Überprüfung im Mund.

Zusammensetzung von Ceramage

Urethandimethacrylat
Zirconium silicate filler
others

Die Gerüsteinprobe im Mund des Patienten

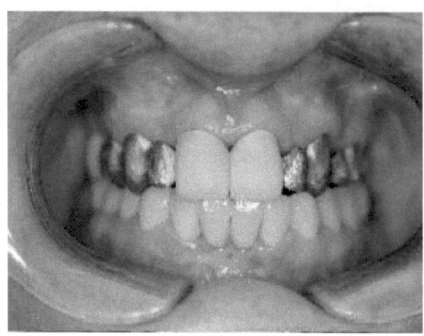

In erster Linie dient dieser Arbeitsschritt zur Kontrolle des Randschlusses, der exakten Passung der Brücke und des Bisses.

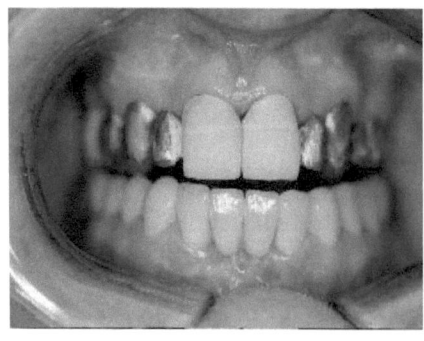

Die auf modellierten Kunststoff-verblendungen der Einser zeigen dem Zahnarzt die inzisale Länge, sowie die Mittellinie der neuen Brücke auf.

Artikulation

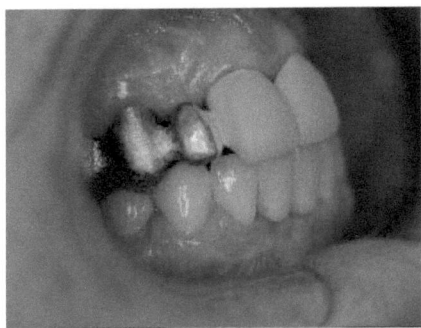

Die auf modellierten
Kunststoffverblendungen von labial.

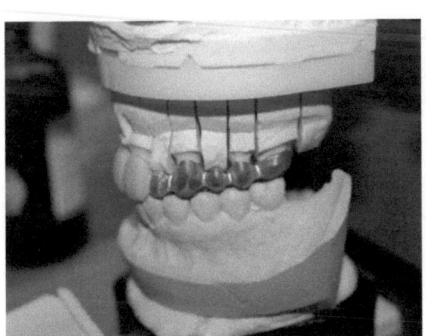

Nach Erfolg der Gerüsteinprobe wird
der Biss in den Artikulator
übertragen.

Der Aufbau der Transpa-keramikmassen in der Inzisalen Hälfte

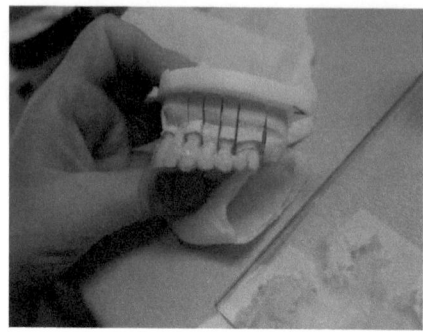

Da der Schmelz in diesem Fall blau ist, wird er in der inzisalen Hälfte aus einer Mischung von Transpamasse und einer kleinen Menge Rosa-effektmasse aufgebaut.

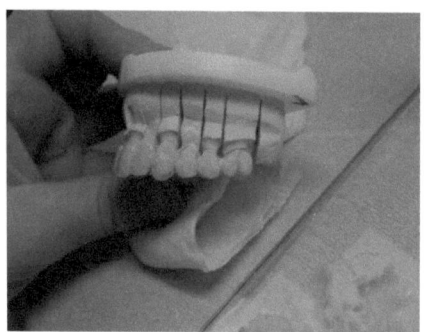

Die Verblendung

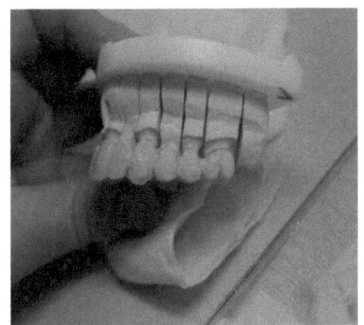

Der Aufbau der Keramikschicht erfolgt Zahn für Zahn. Das aufgebaute Transpamaterial ist etwa 20% größer als die fertige Krone.

Die keramische Verblendung wird mit „Duceram Kiss" von der Firma „Degudent" vorgenommen.

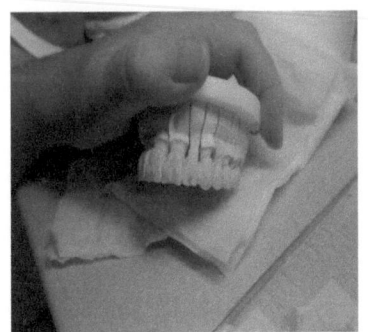

Zusammensetzung von „Duceram Kiss"

Leucite containing silicate glass with main oxides of SiO_2, Al_2O_3, K_2O and Na_2O.

Die Keramikschichtung

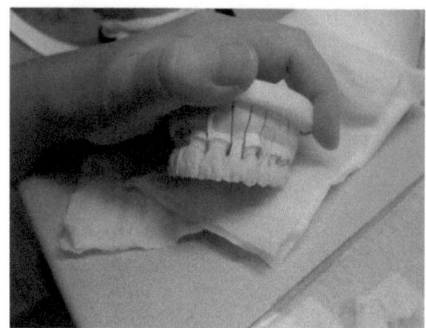

Die individuelle Schichttechnik ist der Garant für die perfekte Nachahmung der Natur. Nur durch Einlegarbeiten und dem Wechselspiel zwischen dem Transpa und floursiernde Massen in weiß, blau und bläulich erreicht der Zahntechniker das natürliche Ergebnis.

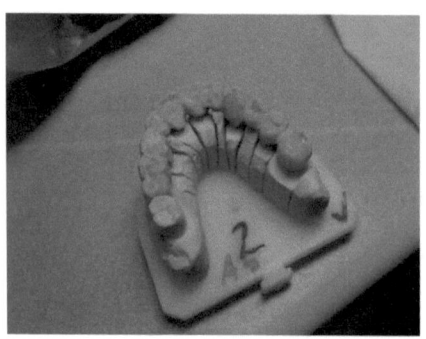

Das fertige Rohbrandergebnis

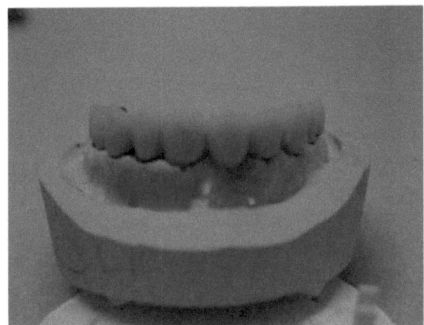

Das fertige Rohbrandergebnis zeigt in jeder Hinsicht die vollendete Form der fertigen Brücke.

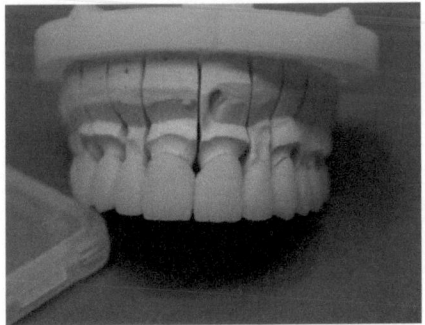

Detailaufnahmen des Rohbrandes

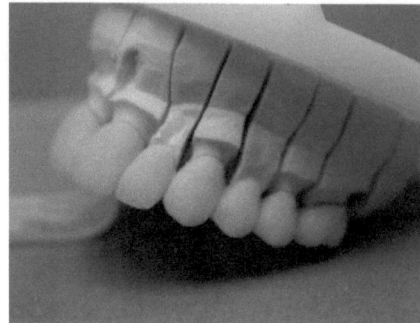

Das Bild zeigt den Rohbrand von labial.

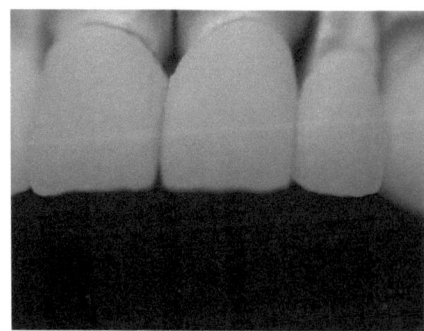

Das Bild zeigt den Rohbrand in
Detailaufnahme.

Detailaufnahmen des Rohbrandes

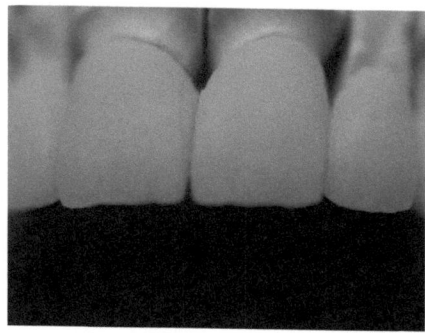

Die Aufnahme zeigt den Rohbrand von labial.

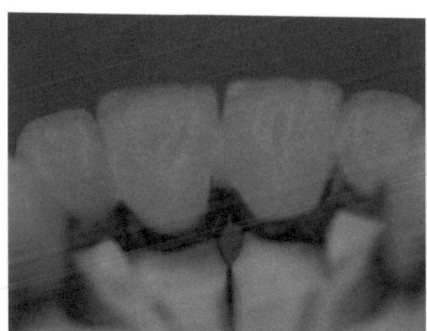

Das Bild zeigt den Rohbrand von palatinal.

Die Rohbrandeinprobe im Artikulator

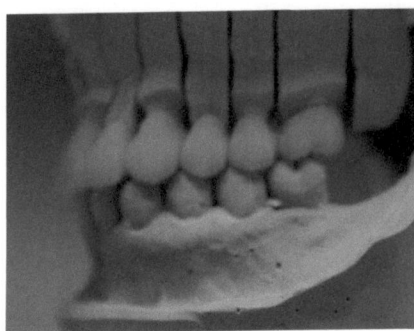

Die Aufnahme zeigt das Okklusionskonzept. Die Eckzanhführung ist klar zu erkennen.

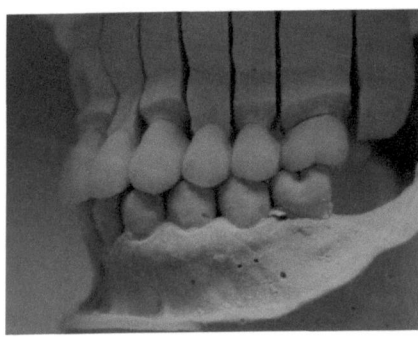

Die Aufnahme zeigt das Okklusionskonzept. Die Eckzanhführung ist klar zu erkennen.

Die Rohbrandeinprobe

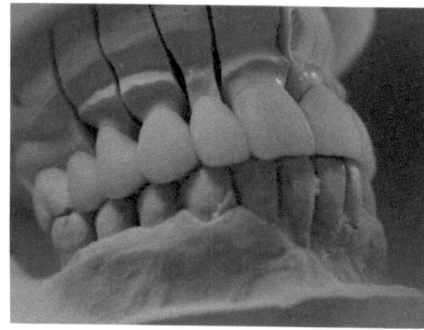

Im Frontzahnbereich wurde eine minimale Non-Okklusion gearbeitet.

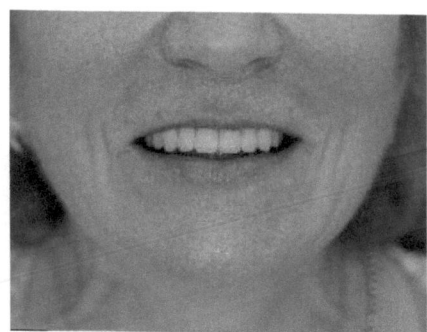

Die erste Überprüfung der Rohbrandeinprobe bei der Patientin weißt kleine Korrekturen aus.

Rohbrandeinprobe im Mund des
Patientin

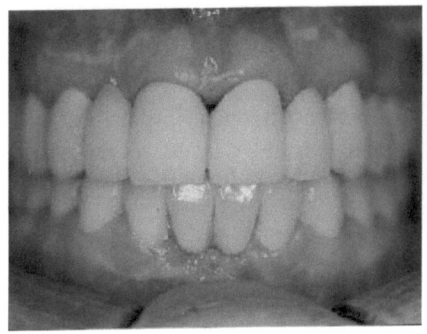

Das Bild zeigt die Rohbrandbrücke im Detail. Die Korrekturen die zu arbeiten sind, werden mit dem Zahnarzt abgesprochen.

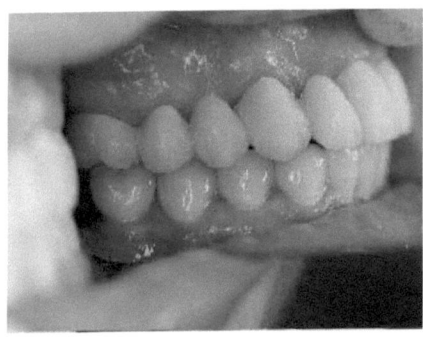

Das Bild zeigt die Okklusionsverhältnisse im Mund der Patientin, welche befriedigend sind. Die gestaltete Eckzahnführung ist gut zu erkennen.

Rohbrandeinprobe und Glanzbrand

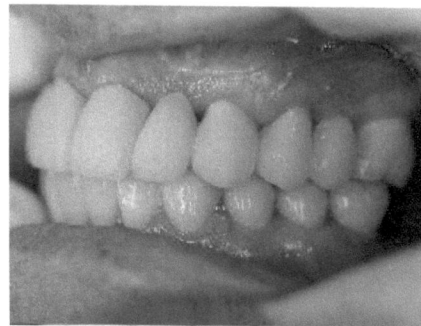

Die Eckzahnführung ist auch im Mund der Patientin klar zu erkennen.

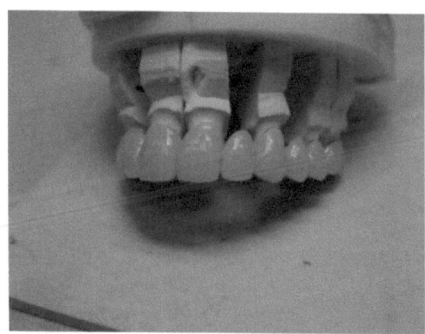

Nachdem der Glanzbrand gefertigt wurde, hat sich die Brücke durch die thermische Kontraktion des Metalls und das Aufschrupfen der Keramik minimal verzogen. Die Passung ist nicht mehr gegeben. Durch eine Ofenlötung und einen Trennschnitt zwischen 24 und 25 wird die Passung wieder erreicht.

Das Lötmodell

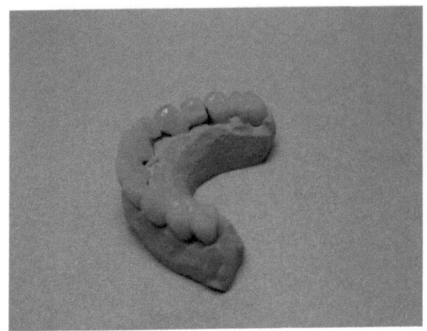

Die Aufnahme zeigt das gefertigte Lötmodell. Dieses wird in die Löteinbettmasse „Bellatherm" der Firma „Bego" eingebettet.

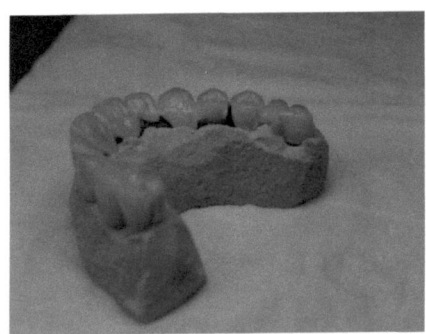

Das gefertigte Lötmodell zeigt den Lötspalt zwischen 24 und 25. Das Modell ist von allen Seiten abgerundet, sodass die Wärmeentwicklung ohne Probleme im Modell entstehen kann.

Zusammensetzung von Bellatherm

Bellatherm:

Chemische Charakterisierung:

Gemenge von Quarz- und Christobalit-Sanden, und –
Mehlen sowie Magnesiumoxid, Ammoniumdi-
hydrogenphosphat, Aluminiumoxid und anorganischen
Farbkomponenten.

Die Lötung

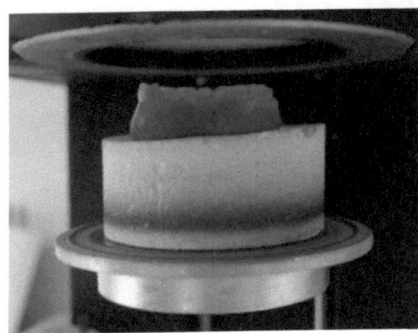

Nachdem die Lötung im Ofen stattgefunden hat, kommt dass Modell aus dem Lötungsofen heraus.

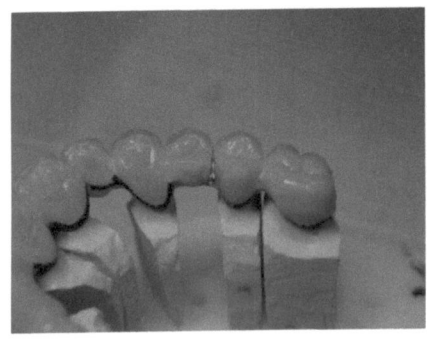

Nachdem die Ofenlötung stattgefunden hat erkennen wir den gut diffundierten Lötspalt zwischen 24 und 25. Durch die Lötung sitzt die Brücke wieder perfekt in ihrer Passung

Keramische Schichtung

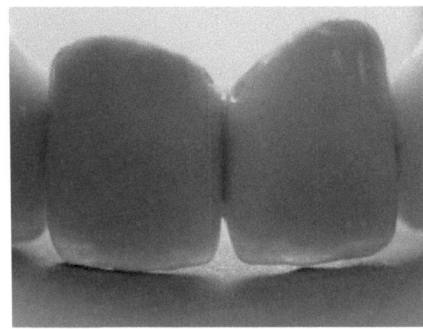

Das Bild zeigt eine Teilaufnahme der keramischen Schichtung.

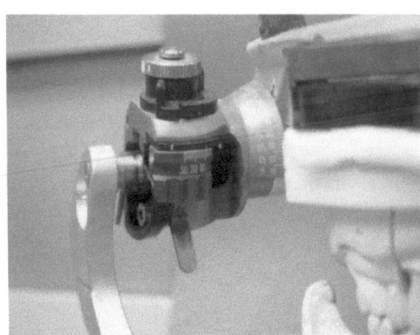

Die vom Zahnarzt angegebenen Neigungen und Bennettwinkelwerte werden im halbjustierten Artikulator genau übertragen.

Metallkeramikbrücke im Artikulator

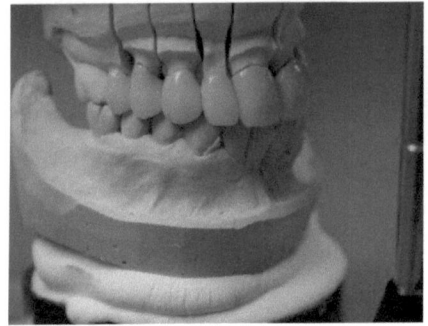

Die metallkeramische Restauration von labial.

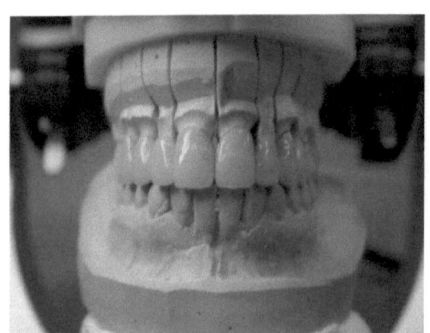

Die metallkeramische Restauration von vestibulär.

Die Metallkeramische Brücke

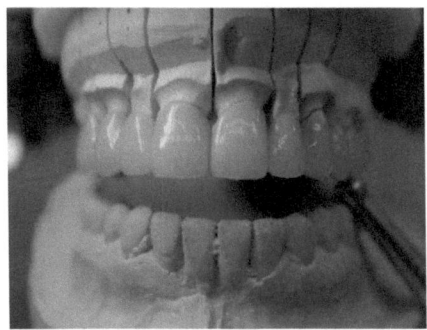

Die metallkeramische Restauration von vestibulär.

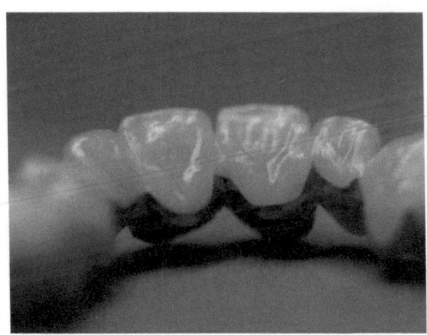

Das Bild zeugt die Detailaufnahme von palatinal.

Detailaufnahmen der Brücke

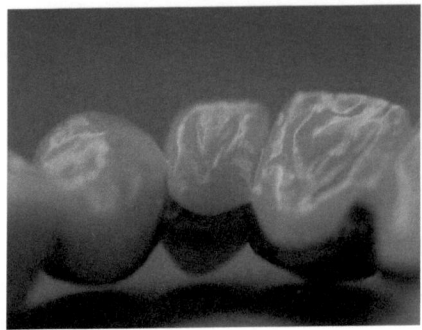

Die Detailaufnahme von palatinal zeigt die palatinalen Flächen der Frontzähne wurden genau den anatomische Formen angepasst.

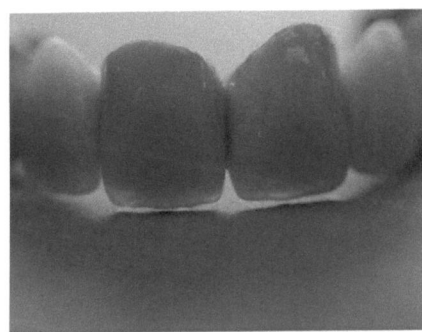

Die Detailaufnahme der inzisalen Schichtung.

Detailaufnahmen

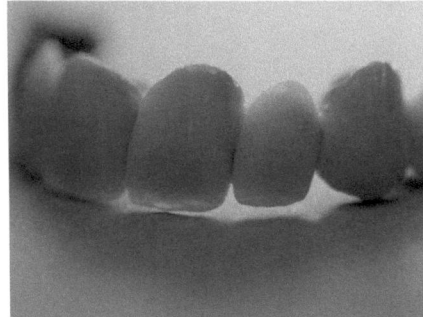

Detailaufnahme der Frontzähne.

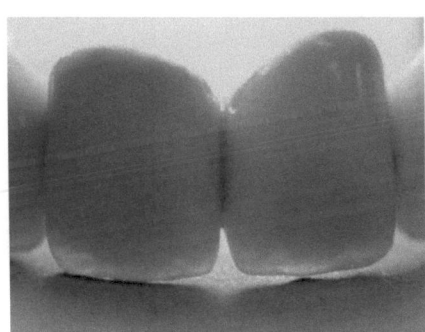

Detailaufnahme der Einser.

Die Metallkeramikbrücke von bukkal

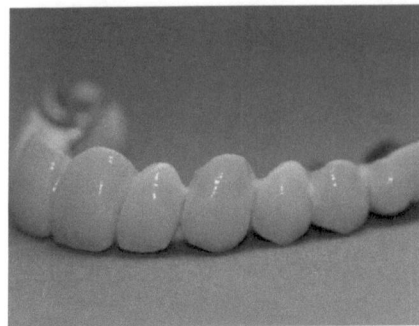

Die fertige Metallkeramikbrücke von bukkal.

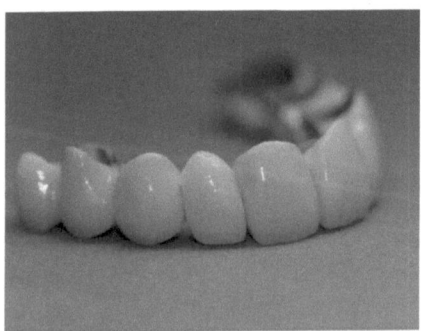

Die fertige Metallkeramikbrücke

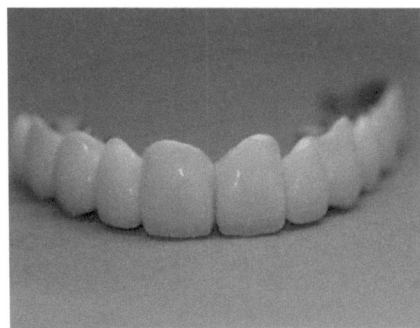

Die fertige Metallkeramikbrücke von labial.

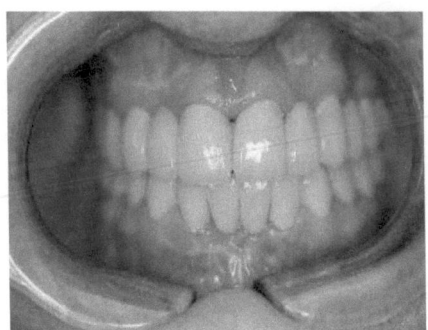

Die Eingliederung der fertigen VMK-Brücke

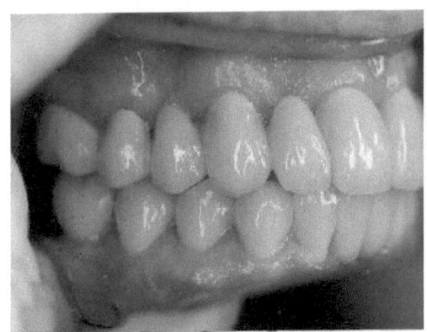 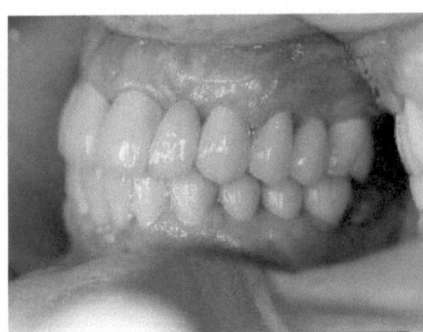

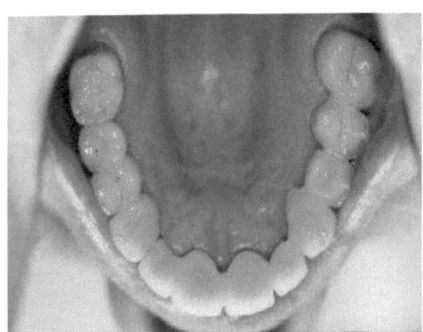 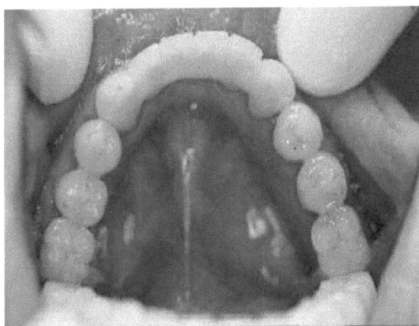

Zusammenfassung

Der Erfolg einer Brückenarbeit ist zum Einen von den guten Voraussetzungen des Zahnarztes verantwortlich. Zum Anderen spielt die patientenbedingte Voraussetzung und die Mundsituation eine entscheidende Rolle. Zeigen die Gegebenheiten eine günstige Voraussetzung liegt es beim Zahntechniker, nicht nur die beteiligten Materialien entsprechend einzusetzen, sondern über die harmonische Gestaltung der Zahnform und Zahnfarbe, eine ästhetisch befriedigenden Brückenkonstruktion zu finden. Durch die immer bessere Aufklärung der Patienten steigt der Wunsch und der Anspruch nach einem ästhetisch, individuellen, einwandfrei und funktionierenden Prothetik. Die Vorteile der gezeigten prothetischen Versorgung sehe ich in der Funktionalität durch präzises Arbeiten, der einfacher Ausführungen, der Langlebigkeit, sowie der Ausstrahlung von Harmonie.